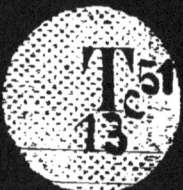

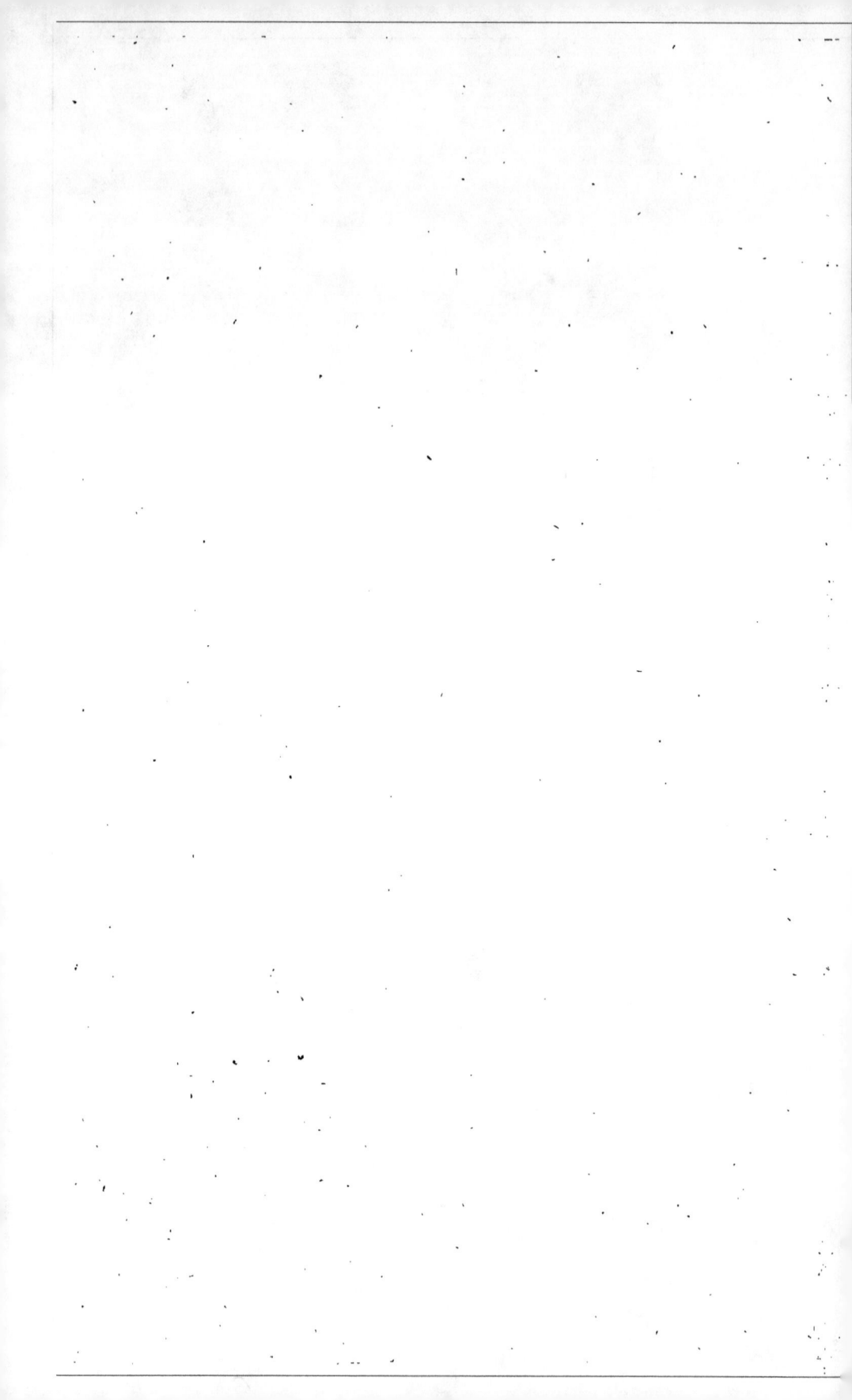

DE LA

PSEUDO-SYPHILIS

CHEZ LES PROSTITUÉES

envisagée au point de vue de l'hygiène publique

ÉTUDE

A L'USAGE DES DISPENSAIRES DE SALUBRITÉ

PAR

LE Dr J.-B. VENOT

Chirurgien en chef de l'hôpital Saint-Jean de Bordeaux.

Judicium difficile.

BORDEAUX

G. GOUNOUILHOU, IMPRIMEUR DE L'ÉCOLE DE MÉDECINE

place Puy-Paulin, 1.

1859

BUT DE CET ÉCRIT.

———

Il existe, chez les femmes inscrites au cadre de la prostitution, une notable série de lésions des organes génitaux qui n'ont aucun caractère spécial, et dont le siége, la forme et l'aspect peuvent devenir d'incessantes causes d'erreur.

De prime-abord, ces altérations de tissu survenue après des fatigues, des efforts fonctionnels, des couches laborieuses, etc., occupant divers points d'un appareil exposé à toutes les vicissitudes de la contagion, se présentent au diagnostic avec la prévention de l'origine syphilitique. Il faut, en effet, connaître de longue main la physionomie de ces accidents, pour en distinguer *de plano* la nature et le degré d'innocuité.

Mais si l'assuétude et l'analyse expérimentale de ces faits manquent au praticien, son jugement fera inévitablement fausse route, et ses appréciations seront entachées d'inexactitude et d'hésitation.

Prenant cette catégorie de lésions pour les phénomènes d'un ordre particulier, il confondra systématiquement les choses les plus opposées, et posera des conclusions thérapeutiques qui ne seront pas seulement des non-sens de doctrine, mais qui pourront encore amener les applications d'un traitement intempestif, quelquefois même désastreux.

Bornant cette idée aux travaux des dispensaires de salubrité publique, il nous a semblé utile de préciser ces cas, d'en déduire la valeur relative, d'en présenter la singulière évolution, d'en déterminer le caractère évidemment inoffensif, afin d'éclairer, dans leurs opérations, les honorables confrères qui, récemment entrés dans ce service, ont pu déjà et pourraient encore se laisser entraîner aux trompeuses apparences d'un mal sans portée hygiénique. Il est utile de les prémunir contre des illusions dont ils doivent ne s'effrayer que modérément, et les renseigner sur des accidents que l'expérience seule peut dévoiler à leurs yeux avec leurs allures de bénignité; — accidents, du reste, pour la plupart incurables, et qui ne tiennent au *lues venerea* que par le lieu d'élection qu'ils occupent.

Voilà l'unique but de cette publication, qui incombe

à notre ancienne pratique comme un devoir, et qui sera reçue, nous en avons la conviction, comme un gage de bonne harmonie et d'enseignement confraternel.

PSEUDO-SYPHILIS

CHEZ LES PROSTITUÉES

ENVISAGÉE

AU POINT DE VUE DE L'HYGIÈNE PUBLIQUE.

———

Chaque fois qu'il s'agit de parler ou d'écrire sur la syphilis, il devient nécessaire, pour se mettre en garde contre la pruderie de certaines oreilles, de placer en vedette ce distique de l'immortel auteur du *Tartufe :*

> Je vais toucher au moins une étrange matière ;
> Ne vous scandalisez en aucune manière.

Quelques lecteurs, en effet, et nous aimons à constater qu'ils sont en minorité, s'effrayant des mots plus que de la chose, sont toujours disposés à vous reprocher la libre et consciencieuse énonciation de faits descriptifs, d'observations scientifiques dont l'étude ressort directement de votre spécialité. A ces puristes effarouchés donc, à eux seuls, ces deux lignes de précaution oratoire ; car, à l'égard de tout le monde, répétant ce qui déjà nous a servi d'épigraphe pour un autre travail, avec Celse d'abord (¹), puis avec M. Amb. Tardieu (²), nous dirons : « Certes, la nature de notre » sujet exige des détails faits pour soulever tous les » sentiments d'honnêteté et de pudeur, mais devant » lesquels nous n'avons pas cru devoir reculer. Aucune » misère physique ou morale, aucune plaie, quelque » corrompue qu'elle soit, ne doit effrayer celui qui » s'est voué à la science de l'homme ; et le ministère » sacré du médecin, en l'obligeant à tout voir, à tout » connaître, lui permet aussi de tout dire. »

Donc, sans plus de préambule, et animé de l'équitable désir d'élucider un point important d'hygiène, nous entrerons carrément dans l'examen des paragraphes suivants, résumés clairs et précis d'opinions qui reposent sur vingt-huit années de recherches cliniques et d'attentive expérimentation.

§ A. — Il faut d'abord se défier d'une idée généralement consacrée.

Peu de médecins, en parlant de la vérole, ne se ser-

(¹) *Medicina, lib. VI, cap. XVIII.*
(²) *Étude médico-légale sur les attentats aux mœurs,* p. 7.

vent pas des mots : *protée syphilitique*. Cette appellation olympienne fait supposer que, changeant de *facies* et prenant tous les aspects, la maladie dont il est cas n'a pas de fixité réelle, de caractères vrais et immuables. — Erreur capitale, mise au service des esprits intéressés ou peu attentifs. La syphilis est peut-être de toutes les entités morbides celle qui se développe, marche et arrive à ses fins avec le plus de franchise et d'égalité. — On la calomnie en lui prêtant des habitudes masquées et des traits qui la défigurent. Rien, dans ses évolutions, ne la farde et ne la dissimule. — Il faut savoir la retrouver dans son origine, dans ses manifestations, dans ses périodes, et la discerner dans chacun de ses phénomènes. — L'observation, la comparaison, l'analyse, tels sont alors les éléments certains de reconnaissance, et ce triple rayon lumineux, jeté sur le multiforme, en efface et en dissipe à coup sûr les obscurités.

Ainsi donc, unité, physionomie claire et manifeste des accidents, voilà qui doit guider l'explorateur. Se basant sur les lois et les degrés d'un diagnostic bien formulé, il se tiendra constamment en garde contre d'imaginaires analogies. Devant la constatation d'un mal fictif ou douteux, il saura s'arrêter à propos ; car il n'appartient qu'à l'inexpérience et au faux savoir de juger *à priori* en semblable matière.

Essayons, dans un rapide synopsis, de mettre en

relief ces délicates situations, et précisons sommaire-
ment les reflets de chaque lésion évidemment contagieuse.

1° CHANCRE. *Primitif,* de la peau ou de la muqueuse
vulvaire, vaginale, utérine; mou, très-fréquemment;
induré, plus rare ou plus difficilement appréciable,
surtout sur la muqueuse, à cause du peu de base que
lui fournit l'épithélium; à forme ronde, huntérienne
pour le cutané; à configuration diverse pour celui qui
siége dans les cavités et sur les replis du col de l'uté-
rus, etc. — Toujours à fond grisâtre, parfois saignant,
avec ou sans aréole inflammatoire. — *Secondaire,*
affectant les mêmes points, habituellement géminé,
bourgeonnant, à surface saillante *(ulcus elevatum),*
diphtérique, — des grandes lèvres, de la fourchette, du
périnée, etc. — *Par érosion,* des deux degrés, unique
différence de forme. — A l'anus, le chancre prend
le nom de *rhagade.* — Primitive ou secondaire, la
rhagade a rarement la forme arrondie. — *Buccal,*
lingual, guttural surtout : le chancre qui s'observe
dans les régions indiquées par ces adjectifs est presque toujours secondaire. Ne pas le confondre avec les
ulcérations de la stomatite mercurielle.

2° BLENNORRHAGIE. — Constituée et entretenue par
la vulvite, la vaginite, la vulvo-urétrite. — Muco-pus
plus ou moins abondant, de nuance variable, habituellement vert-jaune. — La vulvite seule, peu commune.

La vaginite, forme ordinaire. — L'urétrite isolée, excessivement rare.

3° Végétations. — Sèches, muqueuses, cutanées, humides, lobées, pédiculées, siégeant dans le pourtour du portail, au méat urinaire, etc., — à l'anus, — condylomes, hémorrhoïdes exulcérées, etc. (¹).

4° Bubons, — de l'une et l'autre provenances. Inguinaux presque toujours, — cruraux moins fréquents, faciles à constater.

5° Tubercules plats. — Accident de mitoyenneté entre la première et la deuxième périodes de préférence. — Habite la grande et la petite lèvre. — Pullule et disparaît facilement. — Amène l'ecthyma, sorte d'amplification reconnaissable aux mêmes traits.

6° Syphilides. — De toutes les variétés, depuis la

(¹) Ici, nous devons ouvrir une parenthèse. Il est peu de médecins qui ne regardent les végétations comme essentiellement syphilitiques. — Cette erreur de pratique, motiva, l'an dernier, les considérants d'un jugement en Cour d'appel, dans lequel nous eûmes l'honneur de succomber en compagnie de MM. Ricord, Puche, Cullerier. — Thémis est si peu spécialiste !

Étiologiquement liés à la vaginite, et lubréfiés par l'arrosement muco-purulent de la blennorrhagie, les végétaux immondes qui ont nom porreaux, choux-fleurs, etc., les crêtes de coq et autres excroissances du canal vulvo-utérin sont inattaquables par le traitement mercuriel; souvent rebelles à toutes les médications locales, capricieux dans leur marche, leur évolution, leur recrudescence; mais ne sont jamais, quoiqu'on dise et qu'on pense, les moniteurs de l'infection constitutionnelle. — Ils sont EUX et rien de plus.

lenticulaire jusqu'à l'eczémateuse. — Discrètes ou con-
fluentes. — Il n'est pas nécessaire d'insister sur le
chapitre des dermatoses syphilitiques; leur diagnostic
va de plain-pied et nous dispense d'une fastidieuse
énumération.

7° Il en est de même des manifestations tertiaires.
— L'ostéite, la périostose, l'exostose, la gomme, la ca-
rie, etc.; l'ulcère avec le caractère calleux de ses
bords et la géométrique disposition de son orbite, ne
peuvent échapper au diagnostic et ne ressemblent
qu'à eux-mêmes.

Cette indication, fort incomplète sans doute, signale
néanmoins les circonstances les plus ordinaires de la
contagion syphilitique. Elle va plus loin, car elle re-
lève et place sous une commune astérique les accidents primitifs, seuls *véritablement contagieux,* et les
accidents constitutionnels secondaires et tertiaires, que
nous ne croyons pas susceptibles d'être transmis. Ici
pourrait s'encadrer une série de considérations, toutes
de doctrine, qui ne sont afférentes à notre opuscule
que par un seul côté, la discussion, mais que nous
nous empressons de garder en réserve jusqu'après le
débat académique qui leur sera prochainement consa-
cré dans le sénat de la rue des Saints-Pères. Au surplus, cette théorie de la non-transmissibilité des accidents secondaires, que les travaux de notre honorable
et savant ami le Dr Thiry, de Bruxelles, viennent de

raviver avec bonheur (¹), ne va pas jusqu'à la conséquence de la non-séquestration des prostituées atteintes de ces accidents non-contagieux. — Il faudrait
une plus unanime consécration du fait, une plus générale adoption de ces idées, qui sont les nôtres depuis longtemps, malgré les opinions contraires émises
encore récemment par plusieurs praticiens distingués,
tels que MM. Langlebert, Rollet, etc. (²), pour que
nous engagions les médecins visiteurs du Dispensaire
à s'abstenir d'envoyer à l'hôpital les sujets atteints de
ces accidents. — Notre logique, quoique fondée en
droit, sait prendre son parti devant les exigences du
bien public, et nous laissons à d'autres la responsa-
bilité de l'axiome : *Périsse l'humanité plutôt qu'un
principe.*

§ B. — Mais si nous savons sacrifier à la prudence
les rigoureuses appréciations de la pratique ; si nous
faisons à toutes les atteintes du mal vénérien la part
qu'une excessive salubrité nous prescrit de leur faire,
nous n'en devons que mieux entrer dans le vif du
principal motif de cet écrit, et examiner avec soin les
états organiques qu'une assimilation erronée peut seule
mettre sur la ligne des éventualités contagieuses de
la vérole.

(¹) *Presse médicale belge,* nᵒˢ de janvier et février 1859.
(²) *Gazette médicale de Lyon,* nᵒˢ des 15 janvier et 1ᵉʳ février 1859.

1° Il est donc une catégorie nombreuse de femmes publiques portant aux parties génitales l'indélébile stigmate de leur ignoble existence, restes impuissants d'un mal incurable, ou résultats d'efforts, de labeurs inhérents à leur périlleuse industrie. Vieilles ou jeunes, mais également décrépites, ces malheureuses s'offrent à la visite avec des lésions qu'au premier coup d'œil on est tenté de regarder comme dangereuses. Les unes sont affectées d'ulcérations vastes, sinueuses, frangées, véritables esthiomènes aux anfractuosités sans fond, sans issue. — D'autres, à ces incroyables solutions de continuité, joignent d'anormales hypertrophies des grandes et des petites lèvres; des caroncules myrtiformes dilacérées ou grossies hors mesure; des boursoufflures du méat urinaire; des découpures en gouttière de la fourchette, sortes de rail-way du plancher vaginal, qu'aucun inodule ne parvient jamais à cicatriser. — Il en est encore dont l'épaisseur de la vulve contient d'antiques clapiers, abcès éternels et rebelles à toutes les combinaisons de l'art; sources purulentes, lubréfiant depuis plusieurs années les surfaces où s'ouvrent leurs pertuis fistuleux. — Chez certaines, la résistance du tissu a limité les désordres; aussi n'ont-elles que des rougeurs insolites, des éraillures de l'épithélium, des excroissances charnues. — Mais quand la friabilité des parties tient aux fatigues d'un coït exagéré, aux manœu-

vres imprudentes de la parturition, aux mille excen-
tricités de la débauche, alors, et les circonstances du
lymphatisme aidant, il se produit des monstruosités
semblables à celles relatées plus haut, voire même
des fistules recto-vaginales, infirmités repoussantes
dont le cadre de la prostitution bordelaise possède
deux ou trois spécimens.

D'autre part, chez les filles qui s'adonnent à la co-
pulation à *posterea venere* (et ce goût anti-physique
se propage d'une façon déplorable), en dehors de tout
symptôme vénérien, sans que l'anite simple ou ulcé-
reuse soit en cause, nous observons de chroniques et
profondes déchirures du sphincter, des fissures ré-
fractaires aux procédés opératoires, des hémorroïdes
irritées, quelquefois suppurantes, pouvant dégénérer
et réclamer l'intervention d'une chirurgie active, ainsi
que nous l'avons pratiqué deux fois l'an dernier.

Ce tableau, dont nous n'adoucissons certes pas les
reflets, doit, nous en convenons, exciter l'effroi des
praticiens nouvellement appelés à en caractériser les
teintes. — Il faut, en effet, avoir longtemps vu, souvent expérimenté, assidûment traité de semblables
matières, pour en comprendre la véritable valeur, et
acquérir la certitude que l'innocuité de ces dégrada-
tions, comme point capital d'hygiène, est en raison
directe de leur hideur.

En effet, plus l'altération de forme, de tissu, d'ana-
tomie normale est profonde, et plus la fonction de

l'organe affecté devient impossible. Aussi la plupart
de ces malheureuses exercent-elles leur art ignomi-
nieux autrement que par les voies et moyens indiqués
par la nature; circonstance qui, pour le dire en pas-
sant, oblige le médecin visiteur à porter son regard le
plus attentif sur d'autres cavités que le vagin, sur la
cavité buccale par exemple, devenue au surplus, non-
seulement dans ces cas, mais pour la généralité des
prostituées, la doublure obligée, l'*alter ego* du canal
vulvo-utérin. — On conçoit que cette quasi-impos-
sibilité d'une part; de l'autre, l'absence de plaintes
portées contre l'insalubrité de ces malheureuses, alors
que le bureau des mœurs est journellement assailli de
réclamations de ce genre, articulées contre tant de
femmes valides, nous autorisent suffisamment à décla-
rer inoffensifs *à priori* les divers modes de pseudo-
syphilis. Et par ampliation, les *amants* de ces déshé-
ritées, car il est des·êtres assez abjects pour prendre
ostensiblement ce titre, ces hommes que n'atteignent
pas les répugnances des individus de la clientèle *cou-
rante,* se targuent hautement de leur robuste santé,
quoique accouplés à ces types.

Il n'en faut pas davantage pour établir le corol-·
laire suivant, qui a, pour nous, force de chose jugée :

« Les lésions organiques des parties sexuelles de
» la femme, désignées par le nom générique de PSEUDO-
» SYPHILIS, ne sont pas contagieuses. »

N'oublions pas de redresser, en la citant, une er-

reur tout dernièrement accentuée devant nous, et qui
témoignait des préoccupations de celui dont elle éma-
nait : « Dans les cas de trajets fistuleux d'abcès vul-
» vaires chroniques, disait cet honorable confrère, il
» y a danger ; car la présence du pus *dans le vagin,*
» *quel qu'en soit le caractère,* est une cause certaine
» d'infection. » — Il n'est pas besoin de s'apesantir
sur les termes de cette hypothèse, si évidemment con-
traire à toutes les idées reçues en matière de contami-
nation. Nous tenions seulement à la mentionner, pour
montrer à quelle insanité peut conduire l'exagération
d'un principe. Redressons donc cette fausse appréciation, car là où n'est pas le virus syphilitique, là il n'y
a jamais d'accidents transmissibles.

2° On a depuis longtemps regardé comme le *pot
au noir* de la syphilographie la question de blennorrhagie chez la femme, alors qu'elle est dépourvue de tout
accessoire phlegmasique des surfaces muqueuses. Il
est, en effet, de la plus extrême vulgarité d'observer
des flueurs blanches plus ou moins abondantes et colo-
rées, chez des personnes qui n'ont aucun rapport sus-
pect à se reprocher, voire même chez de jeunes filles,
de très-jeunes filles dont les organes génitaux sont
encore à l'état de la plus incontestable virginité. — Il
y a plus : des vaginites fort aiguës sont fréquemment
remarquées chez ces sujets indemnes de tout contact
impur, et plus d'un fait judiciaire a pu offrir maille à

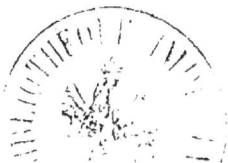

partir au médecin légiste se trouvant en face de ces
pertes, d'enfants lymphatiques ou scrofuleux, et devant
y signaler la conséquence d'un attentat à la pudeur
que rien autre chose ne pouvait servir à expliquer.

Mais là n'est pas la question. Fermement convaincu
que la loi de contagion dans la blennorrhagie est une
affaire de transmission inflammatoire, et rien autre
chose ; d'autre part, et quoique assuré par une longue
et patiente vérification des faits, « que les femmes peuvent donner la blennorrhagie sans l'avoir ([1]) », nous
avons été toujours rigoureux en matière de dispensaire quand il s'est agi d'écoulement, ne faisant pas
consister la gravité relative de la cause dans telle ou
telle nuance du *muco-pus,* ni dans sa quantité, sachant
bien que les pertes les plus incolores et les plus im-
perceptibles sont en général les plus pernicieuses.
Sur ce point, nous n'en croyons pas moins à la valeur
du doute, et nous le professons sans aucune réserve,
parce que là où rien n'est subordonné à une étiologie
claire et précise, tout peut devenir sujet à erreur.
Nous admettons cependant la parfaite innocuité de certaines rougeurs vaginales, traces évidentes des fatigues d'une nuit orageuse ; et, gardien vigilant de leur
santé ultérieure, nous mettons au séquestre du repos
ces trop valeureuses ouvrières du plaisir.

Lettres sur la syphilis; Ricord.

Il est un point essentiel à noter : c'est celui qui a trait à l'urétrite chez la femme. Nous soutenons comme fait acquis que sans la vaginite, et surtout la vulvite, il est presque impossible que l'urétrite puisse exister. Cette localisation morbide n'est en effet qu'une suite, qu'un accompagnement, qu'une extension inflammatoire des surfaces voisines. Position, étroitesse, isolement de la cause contagieuse, tout sert à préserver l'urètre de la femme, dans l'hypothèse d'une transmission qui l'atteindrait seul. — Il faut donc se peu préoccuper de cette rare exception, et tout en exerçant avec le doigt une pression d'arrière en avant sur tout le plafond du vagin, ne pas inférer d'un peu de mucosité qui ne peut manquer de se présenter au méat après cette opération, qu'on a affaire à une urétrite passée à l'état de goutte militaire. — Ce serait méconnaître les plus simples notions de l'examen de ces parties, que de revêtir d'un caractère sérieux l'humidité physiologique du canal excréteur des urines. Et puis, en admettant la thèse opposée, quelle influence sanitaire pourrait-on y rattacher? Quelle participation au coït a donc l'orifice urétral de la femme? Sur quel point du membre viril serait déposée cette goutte fantastique? — Encore un coup, l'observation, le raisonnement, les plus élémentaires notions, démontrent la valeur minime des craintes qu'on peut objecter en pareil cas.

§ C. — L'application du spéculum à la recherche
des accidents syphilitiques utérins est, sans contredit,
une grande et précieuse ressource. La sphère du diagnostic s'est en effet considérablement élargie depuis
que ce moyen s'est vulgarisé, et nous avons, dans
mainte occurrence, sanctionné pour notre part les avantages pratiques de ce mode d'exploration. Toute une
série de lésions spéciales, depuis les érosions balani-
formes jusqu'aux chancres diphtériques les mieux pro-
noncés, ont été découvertes par le spéculum, contrai-
rement aux idées professées *in principio* par Lisfranc,
qui depuis... mais alors il disait de son ton le plus pit-
toresque : « Jeunes et fervents adorateurs de Priape,
» défiez-vous des abords, traversez rapidement le por-
» tique, et quand vous serez arrivés au fond du sanc-
» tuaire, ne craignez plus rien, car les morsures du
» serpent ne peuvent vous atteindre qu'à l'entrée du
» temple ([1]). »

Cette importance du spéculum est, de nos jours, tel-
lement sentie, que les règlements hygiéniques de presque toutes les villes de France font de son usage une
sérieuse obligation. Reste la signification des éclair-
cissements reflétés par l'instrument, car encore ici peut
se trouver la confusion et l'appréciation contestable.
— Des boursoufflures, des hypertrophies, des ulcéra-

([1]) *Cours de maladies vénériennes professé à l'École pratique.* Lisfranc; mars 1825.

tions diverses du col, peuvent en imposer pour de véritables accidents contagieux. On ne saurait se figurer combien, dans la pratique civile, il existe de femmes que la complaisance médicale cautérise, après application du spéculum, pour érosions, inflammations, plaies du museau de tanche, etc.; et certes, dans la masse de ces fantaisies chirurgicales, on n'ignore pas le nombre restreint de faits véritablement syphilitiques. Disons, pour être dans le vrai, que chez les filles inscrites, le *verso* de la proposition doit être regardé comme exact; ce qui n'exclut pas, au profit de la salubrité, une série considérable de lésions en tout identiques à celles plus haut signalées. Il faut donc encore ici une expérience particulière et un coup d'œil exercé pour ne pas s'égarer.

Ce qu'il faut aussi dans l'exercice du spéculum, c'est une main sûre et habituée, qui dirige l'instrument avec précaution et connaissance des lieux, suivant la ligne et l'axe de l'appareil exploré, évitant les dilatations exagérées, les éraillures des replis muqueux, les contusions du col et autres traumatismes, qu'avec un ménagement éclairé par l'habitude on est toujours certain d'éviter. — Nous n'appliquons le spéculum qu'avec une extrême réserve chez les filles atteintes de vaginite aiguë, d'excoriations ou de chancres visibles à l'œil. Nous nous en abstenons presque toujours dans les cas de gestation et de métrite avérée, dans

l'imminence d'une congestion sanguine de l'appareil
génital, soit menstruelle, soit hémorrhagique. C'est,
selon nous, compromettre sans raison la réputation
d'un si parfait auxiliaire, que d'en abuser ou de le
rendre cause d'accidents qu'une prudente manœuvre
peut à coup sûr éviter.

§ D. — De tout ce qui précède, que faut-il inférer?
— Ayant une certitude bien assise de l'innocuité des
accidents pseudo-syphilitiques, est-il rigoureusement
logique de laisser dans la libre pratique de leur profession les filles qui sont porteurs de ces accidents?
Mais pour arriver à l'affirmative d'un semblable problème, il n'est besoin que de le formuler. Quand, doc-
trinalement d'abord, expérimentalement ensuite, il de-
meure prouvé, démontré, certifié que les lésions dont
il s'agit sont inoffensives, ne peuvent être transmises
par les relations sexuelles, n'appartiennent pas à un
ordre de phénomènes réputés contagieux, la détermi-
nation naturelle de l'hygiéniste ne doit-elle pas être
facile à prendre?

Néanmoins, et nous l'avons déjà exprimé, lorsque,
pour la première fois, l'homme de l'art est mis vis-à-
vis de ces accidents, quelque solide que soit son éducation spéciale, il aura des appréhensions dont le but
se devine aisément; il mettra prudemment sous le séquestre ces débris plus ou moins hideux des phalan-

ges vénériennes, et attendra qu'un traitement appro-
prié lui donne le mot réel de l'énigme. — Voilà ce
que nous avons fait pendant vingt ans. Chaque fois
qu'une monstruosité organique, pareille à celles de la
collection ci-dessus énoncée, tombait sous nos yeux,
nous demandions à la thérapie mercurielle ou iodurée
de dissiper nos doutes; nous soumettions à la pierre
de touche d'une bonne médication ces cas hybrides,
et nous ne tardions pas à nous convaincre de la vérité
d'origine et de nature de ces maux. Il nous est arrivé
si souvent d'avoir à répéter cette expérimentation no-
socomiale, qu'à l'heure qu'il est nous avons, dans la
population des prostituées de Bordeaux, une classe
distincte de femmes pseudo-syphilitiques, incurables
avérées par l'insuccès de plusieurs traitements pour-
suivis pour chacune d'elles avec un zèle, une persé-
vérance, une variété d'indications qui ne peuvent laisser à cet égard aucune incertitude dans notre esprit. Ce
bataillon sacré d'invalides de Vénus, nous le pouvons
dénombrer par rang d'ordre et d'ancienneté. Il doit
être signalé à nos confrères des visites sanitaires comme
ayant droit à une réforme dont leurs répugnances vou-
draient en vain les frustrer.

Nous insistons sur ce point, parce qu'il peut être
et qu'il a déjà été le germe de dissidences que rien de
sérieux ne justifie. Aussi, malgré notre conviction
bien arrêtée sur l'inopportunité de nouveaux traite-

ments pour ces malheureuses incurables, nous avons consenti à en recevoir dans les salles de l'hôpital Saint-Jean, dont les lits appartiennent de droit aux maladies vénériennes aiguës. A l'heure où s'écrivent ces lignes, dix pseudo-syphilitiques des plus invétérées sont en train de faire la troisième ou quatrième répétition de notre thérapeutique. — Par là, nous espérons amener à nos idées nos jeunes collègues, à l'effroi desquels nous sommes heureux de faire cette concession tout à fait gratuite.

Nous comprenons les raisons qui les déterminent en dehors de leurs craintes d'insalubrité. Jaloux de perfectionner le service qui leur est confié et de n'offrir au public que des sujets exempts de tares, ils demandent, ou de radicales améliorations dans l'état de délabrement de leurs subordonnées, ou leur expulsion des rangs de la prostitution. — La première partie du dilemme ne peut, avons-nous dit, se réaliser, vu l'incurabilité certifiée des lésions. Aussi, ne voulant conserver dans leur Musée rien qui pût le déparer; fiers de n'y compter que des modèles pour nos Phidias et nos Praxitèles; mûs par un intérêt de pure forme artistique, ils ont recours à la mineure du problème, *id est,* au renvoi administratif dans leurs foyers de ces Phrynés détériorées. Mais comme la mesure est d'une application parfois difficile, qu'elle est presque toujours illusoire à cause du retour à Bordeaux de

la plupart de ces femmes expulsées, on croit trouver un biais certain dans leur admission à l'hôpital
Saint-André. On les y introduit en fraude, et presque
aussitôt elles sont frappées d'*exeat*; « car, dit la Com-
» mission des Hospices, vos femmes sont *syphiliti-*
» *ques,* et les règlements de l'hôpital Saint-André in-
» terdisent l'entrée dans ses salles aux malades de
» cette catégorie. »

Examinons ce qu'une semblable conclusion peut
fournir de favorable à l'argument de nos dissidents.

La prévention qui s'attache à l'état de femme prostituée est un préliminaire capital du renvoi presque
immédiat dont il s'agit. Nous avons devers nous mainte
preuve de la bienveillance équivoque du personnel de
l'hôpital Saint-André pour tout ce qui a trait à la condition de femme de mauvaise vie. Ce n'est qu'avec
une incroyable difficulté que nos habituées, qu'une
complication morbide nous oblige parfois d'y évacuer,
sont reçues et soignées dans ce splendide asile, où
devrait pourtant régner l'égalité de la douleur ; — d'où
nous inférons aisément la brusque fin de non-recevoir
prononcée contre tout envoi du dispensaire de salubrité. — L'appareil génital de ces malades offre des
lésions : ces lésions doivent être, sont syphilitiques,
voilà le mot d'ordre; et comme pour beaucoup de gens,
tout ce qui est syphilitique peut être guéri, on décrète
le rejet sur l'hôpital Saint-Jean.

Nous nous sommes assez compendieusement expliqué sur la question d'incurabilité pour n'y pas revenir; nous avons aussi suffisamment exposé les résultats de notre diagnostic sur la nature de la pseudo-syphilis; c'est pourquoi nous nous dispenserons de prendre au sérieux l'opinion sommaire de nos honorables maîtres et confrères de Saint-André. Devant la rapidité de leur examen et la formule concrète de leur arrêt, nous prendrons la liberté de placer un point d'interrogation; car ils ont trop souvent montré une courtoise déférence pour nos jugements en la matière, pour se faire, sur un point si délicat, les contempteurs absolus de notre pratique. Dans la supposition d'un appel à leur loyauté professionnelle, nous n'hésitons pas à penser qu'ils n'engageraient pas leur opinion sur ce point, avant de connaître la nôtre, qui, pour presque tous, et nous sommes fiers de le proclamer ici, a souvent été l'avis consultatif prédominant.

Laissons donc, pour ce qu'il vaut, cet argument de l'*exeat* direct des filles pseudo-syphilitiques. Encore un coup, les règles de l'hôpital Saint-André ne veulent de prostituées à aucun titre, et rien de concluant ne résulte de leur exclusion comme atteintes de syphilis; motif trop souvent banal, pour qu'il soit toujours digne d'attention.

§ E. — Cependant, il faut un refuge à ces infir-

mités. Si le dispensaire les croit dangereuses et les
raye de ses cadres; si l'hôpital Saint-André n'en veut
entendre parler à aucun prix; si l'hôpital Saint-Jean
les tient pour incurables et ne leur donne asile qu'au
détriment des malades qu'une réalité vénérienne y
conduit chaque jour; si l'administration ne peut les
disséminer au loin, en les fixant isolément dans leur
pays natal, où donc les placera-t-on?

Il y a bien des années déjà que nous avons sollicité
la création d'une *maison de convalescence*, sorte d'an-
nexe de l'hospice où, non-seulement les guérisons
des filles syphilitiques se consolideraient, mais où l'o-
bligation du travail et les enseignements à bien faire
viendraient encore en aide à ces natures viciées au physique et au moral [1]. — La non récidive, si fréquente,
des accidents guéris; le retour aux saines et honnêtes
façons de vivre, tels étaient les résultats que nous
promettaient cette innovation demandée depuis nous
par beaucoup de nos confrères, mais toujours en
vain. — Récemment reprise au sein d'une Commis-
sion officielle, espérons qu'elle ne tardera pas à se
produire, et qu'une administration protectrice de
toutes les réformes hygiéniques, réalisera dans un
temps prochain les avantages qu'un tel progrès doit
assurer à la santé publique. — En attendant, les
pseudo-syphilitiques, que tout le monde repousse,

[1] *Aperçu de statistique médicale et administrative sur l'hospice
des Vénériens.* J. Venot. Bordeaux, 1837.

trouveront, grâce à l'humanité municipale, des soins
et un abri dans un service hospitalier, dont la mission est essentiellement curative, mais qui accepte
toutes les déviations imprimées à son véritable but
quand il s'agit de secourir l'infortune et la souf-
france; qui ne se drape dans aucune condition régle-
mentaire pour fermer ses portes au malheur; qui fait
enfin bon marché de toutes les inanités de la logique
et de l'amour-propre, lorsqu'un bienfait social réclame
ses secours (¹)? Qu'est-ce, en effet, que la certitude de
notre droit de refuser, et que nous importe la satisfac-
tion d'un vrai diagnostic, en présence des supplica-
tions, de la misère et quelquefois du désespoir de ces
parias d'un nouveau genre? Qu'on veuille seulement
ne pas se tromper sur le caractère de notre accueil,
et qu'on ne s'en autorise pas pour nous trouver sans
fermeté dans la séméiotique, alors que notre expérience s'incline devant la nécessité!

§ F. — Des considérations qui précèdent, nous
arrivons sans transition au *delenda Carthago* de la syphilographie, à cette question cent fois agitée, qui
partout, à coup sûr, moins qu'à Bordeaux, trouve

(¹) Sur la demande de M. le Préfet, M. Fauré, adjoint de Maire,
et administrateur de l'hospice Saint-Jean s'est effectivement em-
pressé de mettre un certain nombre de lits à la disposition des
femmes pseudo-syphilitiques provenant des visites du Dispensaire,
afin que le problème déjà résolu de leur incurabilité fût de nouveau soumis à notre expérimentation.

moyen d'exciter l'attention de l'hygiéniste et doit sans cesse le préoccuper. On a deviné que nous voulons parler de la *prostitution clandestine.*

Au risque de nous répéter, nous dirons : 1° que cette plaie, toujours vive, intéresse le corps humanitaire entier. On la retrouve à chaque pas, dans toutes les conditions, sur tous les degrés de l'échelle sociale. Née du luxe et de l'oisiveté, elle sacrifie à ces deux démons du siècle tout ce que l'éducation et les bons exemples ont pu semer de bons sentiments dans le cœur d'une femme honnête.

2° Subordonné aux besoins factices, nulle part, mieux qu'à Bordeaux, cet esprit de débauche n'a pris un plus unanime essor. Notre beau sexe est partout vanté pour son élégance, ses allures provocantes, la facilité et l'abandon de ses manières. Et qu'on ne croie pas qu'aux grisettes seules appartient ce privilège civilisateur : l'élan s'est généralisé, le demi-monde s'infiltre dans tous les rangs, la corruption velours-dentelle ne le cède en rien au dévergondage tablier-fripon. — D'où il suit que jamais notre ville n'a si bien mérité le nom de Babylone du Midi.

3° La propagation du virus syphilitique est particulièrement dévolue à cette prostitution se cachant avec impunité derrière les mille remparts de la vie de famille. Père, mère, mari, profession, voilà autant de préservatifs contre les opérations du Dispensaire. Aussi,

jusqu'à ce que la prostituée clandestine, une fois sy-
philisée, soit abattue sous l'étreinte du mal ou tombe
dans les lacs tendus à ses exploits de maison de
passe, elle va distribuant ses faveurs empoisonnées au
plus offrant, et dissimulant le venin qu'elle sécrète sous
les riantes apparences d'un plaisir sans mélange.

4° Et de quelle gravité sont revêtus les accidents
émanés de ces ébats trompeurs! Il faut assister à nos
cliniques ou deviner les confidences de notre cabinet,
pour se faire une idée de la syphilis de cette prove-
nance.

> Ce ne sont que festons, ce ne sont qu'astragales.

D'autre part, lorsqu'on examine les cas originels de
cette série, on trouve un développement, une teinte,
un caractère, qui laissent bien loin derrière eux les
accidents contractés par les filles soumises.—Un coup
d'œil comparatif jeté sur nos deux services de femmes
à l'hôpital Saint-Jean, suffit à prouver cette différence.
Plus de gravité dans les lésions entraîne nécessaire-
ment un plus long traitement; aussi les malades des
salles civiles, dites *de la chapelle,* font-elles en général une quarantaine plus complète que celles du service public ou inscrit. — Cette gravité, relativement
plus sérieuse, s'explique d'elle-même. Exemptes des
visites du Dispensaire, insouciantes ou empêchées
pour les premiers soins de l'invasion du mal, douées

presque toutes d'une radicale incurie, les prostituées
clandestines n'arrivent à Saint-Jean que par la force
des choses, et à une époque où déjà l'accident contagieux a pris toute sa pernicieuse intensité.

5° Aussi les préposés à l'hygiène publique ne doi-
vent-ils pas se lasser de courir sus à cette dangereuse
ennemie. A Paris, toute fille, fût-elle mineure, qui a
passé sous le niveau de Saint-Lazare, est, à sa sortie
de l'hôpital, émargée au grand-livre de l'inscription.
Toute intervention de famille, de protecteur intéressé,
etc., devient inutile. Ainsi devrait-on faire à Bordeaux
pour ces adroites pécheresses qu'un double cachet a
mis au ban de l'hôpital. Là serait la véritable extinc-
tion graduée des deux fléaux : prostitution, syphilis. Et
l'humanité, la morale, la santé publique, y trouve-
raient leur compte.

6° Nous ne terminerons pas ces réflexions sans signaler les tendances, chaque jour plus prononcée, de
l'autorité à suivre ces salutaires errements. Jamais,
avant l'administration actuelle, on n'avait mieux com-
pris l'impérieux besoin de réprimer les écarts du
libertinage clandestin. On recherche, on exhume, on
attaque avec un zèle très-louable les éléments divers
de la prostitution latente. Vainement celle-ci affecte-
t-elle les allures de l'honnêteté, de la candeur, de la
modestie, la police se prend difficilement à ces trompeuses amorces. Aussi n'est-il pas rare de voir ses

agents raccoler dans les repaires les plus ignorés, comme dans les situations ostensiblement avouables, de nombreuses sirènes aux caresses contagieuses, qui viennent peupler nos salles, toujours habitées au grand complet par cette clientèle flottante et gravement endommagée.

7° De cette concentration de soins bien entendus, de cette harmonie d'efforts tous dirigés vers le même but, résultera l'infaillible amélioration de la santé générale. La syphilis, extirpée dans ses jets d'origine, continuera la marche descendante qu'ont déjà imprimée à ses accidents les plus graves, l'hygiène et la thérapeutique des derniers temps. Avec les perfectionnements introduits dans ces deux importants chapitres de la science humaine, nul doute que de nouveaux avantages ne soient obtenus, et que le mal, successivement réduit à ses manifestations les plus simples, n'arrive, sinon à sa suppression absolue et définitive, mais devienne une indifférente calamité sociale dont l'art de guérir n'aura plus à se tant préoccuper.

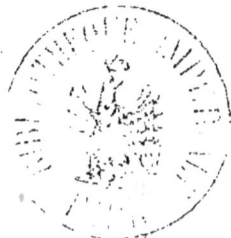

www.ingramcontent.com/pod-product-compliance
Lightning Source LLC
Chambersburg PA
CBHW060453210326
41520CB00015B/3926